CW00470121

Estudio del ojo seco

Miguel López De Cobos

Estudio del ojo seco
Miguel López De Cobos

Editado por:
CULTIVA LIBROS, S.L.
Francisco Giralte, 2
Madrid 28002
España
902.918.997
info@cultivalibros.com

Impreso en España
ISBN: 9788416007080

Maquetación, diseño y producción: Cultiva Libros
© 2013 Miguel López De Cobos
© 2013 Cultiva Libros, de esta edición

Índice

Estudio del ojo seco

1. Aspectos generales de los Síntomas y Cuestionarios específicos para el ojo seco

Fue en 1933 cuando el oftalmólogo sueco Henrick SC Sjögren hizo referencia por primera vez al concepto de "ojo seco", al mencionarlo dentro de una tríada de síntomas, junto a la sequedad de boca y al dolor articular (Sjögren I, 1940).

Actualmente, tras el informe del Taller internacional sobre ojo seco (DEWS, 2007), los síntomas oculares se incluyen intencionadamente dentro de la definición de ojo seco, aunque se acepta que existen pacientes asintomáticos que presentan algunas de las características del ojo seco.

En ausencia de síntomas, algunos criterios de ojo seco todavía pueden cumplirse, como por ejemplo la hiperosmolaridad lagrimal, la tinción en la superficie ocular, la reducción de la producción lagrimal o inestabilidad de la película lagrimal.

La presencia de síntomas puede no ser siempre clara, y a menudo los pacientes refieren síntomas vagos compatibles con ojo seco pero que se convierten en datos aislados que precisarían una cuantificación objetiva. Además, hay pacientes que pueden aceptar la aparición de síntomas de irritaciones oculares o visuales como algo natural o parte normal de su envejecimiento. Cada persona vive su experiencia de salud-enfermedad de manera diferente. La enfermedad provoca síntomas tanto físicos como psicoemocionales (miedo, ira, depresión, culpa, abandono…) influenciados por su entorno social y cultural. La gravedad de su sintomatología también dependerá de sus acciones, conducta, así como de su grado de rehabilitación y aceptación de su estado de enfermedad crónico. Los síntomas orientan hacia el planteamiento de la situación para determinar si el médico está ante un proceso patológico o no. La interpretación de los mismos emplaza a realizar las diferentes pruebas diagnósticas en la consulta y las pruebas de laboratorio pertinentes, en busca de los signos clínicos y datos objetivos que ayuden a la confirmación de un diagnóstico.

ASPECTOS CLAVE

1. El síntoma es lo que encamina al paciente hacia nuestra consulta.

2. Los síntomas orientan hacia un diagnóstico y a la realización de pruebas clínicas o tests de laboratorio que lo confirmarán.

3. La sensación de ardor, cuerpo extraño o arenilla, la sequedad ocular, y la intolerancia a estar en ambientes secos suelen ser los síntomas más habituales en pacientes con disfunción lagrimal.

4. La historia clínica de pacientes con ojo seco debe reflejar también los factores locales, sistémicos y ambientales que exacerban la irritación ocular, así como la respuesta a tratamientos utilizados previamente.

5. Los pacientes con ojo seco acuodeficiente suelen empeorar hacia la tarde, mientras que los afectos de ojo seco evaporativo o con retraso del aclaramiento lagrimal tienden a sentirse peor por la mañana.

6. Una cuidadosa anamnesis ayuda a descartar otras enfermedades sintomáticas de la superficie ocular como infecciones, blefaritis, alergia o toxicidad.

7. Los cuestionarios no sólo son herramientas con utilidad diagnóstica sino que también sirven para monitorizar el tratamiento.

8. Existe un gran número de cuestionarios desarrollados para indagar en la búsqueda de los síntomas clave del ojo seco, para cuantificar su severidad, y para valorar su repercusión en la calidad de vida.

9. Los cuestionarios contribuyen a acortar el tiempo en completar una historia clínica detallada y a facilitar al paciente un instrumento en el que poder reflejar su propia percepción de la enfermedad.

2. Síntomas del ojo seco

El origen de los síntomas del ojo seco no se conoce con certeza, pero se deduce a partir de la consideración de las etiologías, mecanismos y respuestas a la terapia (Afonso A, 1999). La aparición de los síntomas implica la activación de la nocicepción auxiliar de los nervios sensitivos en la superficie ocular (Belmonte C, 2004).

Los posibles desencadenantes son la hiperosmolaridad lagrimal, la ruptura de la película lagrimal, la fricción entre los párpados y el globo, en respuesta a un menor volumen lagrimal y/o la reducción en la expresión de las mucinas en la superficie ocular, la presencia de mediadores inflamatorios y, finalmente, la hipersensibilidad de los nervios sensitivos nociceptivos.

El término Enfermedad sintomática de la superficie ocular (SOSD) tiene características comunes con el término Síndrome de disfunción lagrimal, acuñado este último por el grupo Delphi con la intención de sustituir al de Ojo seco, aunque éste sigue empleándose por su practicidad y gran difusión (Panel Delphi, 2006). Dentro de la SOSD, el clásico ojo seco sintomático es un trastorno de la unidad funcional lagrimal que incluiría al ojo seco por falta de secreción acuosa y al ojo seco evaporativo. El grado de severidad en los síntomas es variable y debe diferenciarse de otras formas de SOSD. El nivel de gravedad varía entre una enfermedad leve irritante, que esencialmente sólo es una molestia para el paciente, y una enfermedad con discapacitación grave (por ejemplo, en el síndrome de Sjögren).

Una buena anamnesis contribuye a caracterizar el ojo seco para evaluar la historia natural de la enfermedad, o bien, para poder encuadrarla dentro de una enfermedad sistémica como el síndrome de Sjögren.

Un interrogatorio adecuado ayuda a realizar un diagnóstico diferencial con otras patologías sintomáticas de la superficie ocular. Así, ha de descartarse la existencia de enfermedad sintomática en el párpado como la blefaritis o la disfunción de las glándulas de meibomio, que también pueden contribuir al ojo seco. Otros causantes de SOSD son las conjuntivitis alérgicas, las conjuntivitis cicatrizantes, las queratoconjuntivitis crónicas infecciosas y no infecciosas, la toxicidad medicamentosa, el uso de lentes de contacto, y la cirugía refractiva corneal.

Debe obtenerse una historia detallada de los pacientes preguntando sobre la naturaleza de sus síntomas, las condiciones que exacerban la irritación ocular (como pueden ser el viento, las bombas de calor o máquinas de aire acondicionado, el tiempo prolongado leyendo o delante de una pantalla de ordenador, etc.), la duración de sus síntomas, la respuesta a tratamientos usados previamente (por ejemplo, a un tipo de lágrima artificial o con el uso de determinados colirios), y si se mantiene la capacidad para generar lágrimas, bien por irritación, o bien emocionales (éstas son las últimas que se pierden). La mayoría de los pacientes no saben determinar exactamente el momento en el que se iniciaron los síntomas de sequedad ocular, ya que suele haber un comienzo insidioso. Aquellos que logran señalar una fecha específica suelen tener una etiología bien definida, como puede ser un traumatismo, cirugía, parálisis facial o malposición palpebral.

La historia clínica también debe incluir información sobre el uso de lentes de contacto, antecedentes de cirugía, trauma, radiación, alergia, medicación tópica y sistémica, así como la existencia de enfermedades con repercusión sistémica (autoinmunes, dermatológicas, neurológicas, reumatológicas,...). La sequedad de boca puede indicar que el individuo sufre un síndrome de Sjögren que guiará hacia un diagnóstico de enfermedad autoinmune y la vigilancia sobre el posible desarrollo de enfermedades neoplásicas linfoproliferativas. Los síntomas de sequedad ocular y oral se incluyen dentro de los criterios para diagnosticar el síndrome de Sjögren (Vitali C, 2002).

Con la anamnesis enfocada a la patología de la superficie ocular, teniendo en cuenta los factores de riesgo y la clasificación de ojo seco, se puede realizar la aproximación diagnóstica en la gran mayoría de los pacientes que orientará hacia una u otra modalidad de tratamiento.

La sintomatología más común que aquejan los pacientes con ojo seco incluye el ardor o quemazón en los ojos, la necesidad de cerrarlos, la sensación de cuerpo extraño, sequedad o arenilla, el disconfort ocular que puede llegar a ser dolor y/o pinchazos, la pesadez o fatiga ocular, la sensación de sentirse los ojos continuamente, el enrojecimiento ocular, el lagrimeo, la fotofobia, o la visión borrosa.

Una historia con inicio insidioso de los síntomas es menos útil para definir una etiología.

Otros síntomas que refieren son el aumento de la frecuencia del parpadeo, la excesiva secreción mucosa y la intolerancia a ambientes secos o con corrientes de aire. La severidad de los síntomas puede fluctuar a lo largo del día, pero suele estar presente en mayor o menor intensidad. Los pacientes con ojo seco acuodeficiente suelen empeorar hacia la tarde, mientras que los afectos de ojo seco evaporativo o con retraso del aclaramiento lagrimal tienden a sentirse peor por la mañana.

Muchos pacientes también refieren un repertorio de síntomas que se corresponden con otras patologías oculares que pueden relacionarse también con el ojo seco, como son la presencia de secreciones o legañas, el picor ocular y/o palpebral, la inflamación del borde de los párpados, la aparición en ellos de escamas o costras, el levantarse por la mañana con los ojos pegados, la sensación de pesadez o hinchazón palpebral, o la intolerancia a usar pinturas o cosméticos a nivel palpebral. Esta sintomatología obliga a buscar signos que descarten la existencia de infección, blefaritis, alergia o toxicidad. En la población adulta, es muy común encontrar un solapamiento entre la presencia de síntomas de blefaritis anterior (costras en las pestañas, ojos pegados al despertar, inflamación palpebral, etc.) y los relacionados con el ojo seco. Sin embargo, en pacientes de mayor edad (mujeres de 45-65 años y hombres mayores de 65 años) la blefaritis posterior o disfunción de las glándulas de Meibomio representa la causa más frecuente de ojo seco evaporativo (Lemp MA, 2009). Excepto en los casos infrecuentes en que la causa afecta sólo a un ojo (como en una parálisis facial), la sintomatología es bilateral y crónica. Puede ser asimétrica y que el paciente se queje más de un ojo, pero lo normal es tener síntomas en los dos. Las causas agudas y unilaterales suelen corresponderse con procesos diferentes al ojo seco.

Las conjuntivitis infeccionas raramente son crónicas, y suelen cursar con legañas. La conjuntivitis alérgica, aunque es crónica y bilateral, suele cursar con picor, que no es un síntoma muy típico del ojo seco.

La exposición a polvo, humo y ambientes cargados empeora la sequedad. Lo mismo pasa con el viento, el aire acondicionado o la calefacción. Así, suelen empeorar los síntomas al salir a la calle y con la actividad laboral porque la atención o el esfuerzo visual (lectura, ordenador, conducción, etc.) disminuyen la frecuencia de parpadeo. Este síndrome de la pantalla del ordenador está frecuentemente asociado al ojo seco, pero también sugieren una posible disfunción de las glándulas de Meibomio.

Los trabajos que suponen la exposición a productos químicos volátiles que irritan los ojos también afectan al ojo seco.

Por último, la falta de sueño y el cansancio en general también exacerba el cuadro. La polución y la sequedad del ambiente afectan mucho y, por el contrario, los días lluviosos mejoran los síntomas.

Realmente, los síntomas del ojo seco son hasta cierto punto inespecíficos. Son molestias que se encuentran en cualquier "irritación ocular". Por ejemplo, después de una conjuntivitis vírica o de un herpes ocular, el ojo puede presentar síntomas superponibles con el ojo seco. Pero la sintomatología es una pista clave para encontrar el diagnóstico y un tratamiento correct.

3. Cuestionarios más utilizados en el Ojo Seco

La inclusión de los síntomas dentro de la definición de ojo seco tiene una implicación delicada en el contexto del diagnóstico precoz. El propósito de la detección e identificación de personas con riesgo de padecer una enfermedad es la prevención y reducción de la morbilidad mediante un tratamiento adecuado. Dadas las dificultades para el diagnóstico de ojo seco en estudios de prevalencia, se ha sugerido utilizar una batería de tests. El taller profesional sobre ensayos clínicos de ojo seco (NEI / Industry Workshop, 1995) fue el primero en identificar la importancia de establecer criterios diagnósticos (basados en baterías de tests aceptadas). El taller sobre ojo seco propuso cuatro tests globales para detectar ojo seco: un cuestionario validado sobre síntomas, la comprobación del daño en la superficie ocular, la comprobación de la inestabilidad lagrimal, y la comprobación de la hiperosmolaridad lagrimal. Así pues, se han diseñado múltiples listas de síntomas fundamentales y accesorios para interrogar por escrito a los pacientes acerca de su dolencia, si bien, no deberían sustituir a una buena anamnesis realizada por un médico con conocimiento, intuición y experiencia. Los cuestionarios deben atender a términos sencillos. Es frecuente que el paciente no entienda nuestra terminología médica a la hora de interrogarle acerca de los síntomas. Por ejemplo, palabras como hiperemia, fotofobia, u otras pueden ser mal interpretadas e ignorarse por los encuestados. Otros síntomas son demasiado frecuentes incluso dentro de la población normal, y la cuantificación de éstos no es de gran ayuda en el seguimiento del paciente. Por tanto, los cuestionarios deben recoger síntomas reflejados en términos comprensibles por la mayoría, y susceptibles de mejorar con tratamiento. Así pues, también deben poder ser puntuados en función de su intensidad, en cada una de las visitas.

El primer cuestionario lógico diseñado para evaluar la clínica de ojo seco es el presentado por McMonnies, en el que se detallan algunos aspectos importantes de la anamnesis (McMonnies C, 1987).

Los cuestionarios deben recoger síntomas reflejados en términos comprensibles por la mayoría, y susceptibles de mejorar con tratamiento.

De esta manera, es posible reducir también el tiempo en realizar una anamnesis completa. Por otro lado, la variabilidad y subjetividad en la percepción de los síntomas ha hecho necesaria la incorporación de escalas de autovaloración sobre la intensidad de los mismos, o su grado de afectación en la calidad de vida. Por tanto, los cuestionarios no sólo son herramientas con utilidad diagnóstica sino que también sirven para monitorizar el tratamiento.

El test de McMonnies es, quizás, el más extendido. Tiene algunas variantes en el sistema de puntuación, aunque muchos clínicos no los usan, utilizando directamente las respuestas. Ha demostrado ser bastante fiable como instrumento clínico en el diagnóstico de ojo seco (Nichols K, 2004). Se le ha estimado una sensibilidad del 92-98% y una especificidad del 93-97% para discriminar entre personas sanas y pacientes con síndrome seco, aunque no es tan bueno en la detección de ojos secos en el límite de la normalidad. Un punto de corte de 14,5 puntos ofrece, posiblemente, la mejor sensibilidad y especificidad de la prueba en relación a los test clínicos como el tiempo de ruptura lagrimal o el Schirmer

Otras ventajas que aportan los cuestionarios son la posibilidad de evaluar con mayor objetividad estudios de diversa índole, y la de poder realizar o comparar estudios epidemiológicos. En este sentido, se han utilizado cuestionarios como el de McCarty para estimar la prevalencia del ojo seco en una población grande como Melbourne en Australia (McCarty C, 1998), o el de Schein, usado para el diagnóstico del ojo seco en una población de americanos de edad avanzada. Sin embargo, este último no mostró una buena correlación entre los signos y síntomas de la enfermedad (Schein O, 1997).

Los cuestionarios no sólo son herramientas con utilidad diagnóstica, sino que también sirven para monitorizar el tratamiento.

Un cuestionario validado para evaluar la severidad de los síntomas en síndromes secos como el Sjögren, es el Sicca Symptoms Inventory (Bowman SJ, 2003). Está disponible en dos modalidades, una corta con 10 síntomas, y otra larga, más precisa, con 42. Los síntomas se distribuyen en cuatro campos: oculares (ojos resecos, irritados, empeoramiento de visión), orales (dificultad para comer, garganta seca, mala respiración, boca seca y problemas bucales), vaginales (penetración dolorosa), y cutáneos (sequedad, escozor o picor en la piel). Otro de los cuestionarios largos empleados para medir los síntomas de irritación ocular en pacientes con ojo seco es el Dry Eye Questionnaire (DEQ). Consta de un interrogatorio de 22 preguntas subdividido en otras secundarias y que puede llegar a hacerse tedioso para el encuestado. Aunque sí se ha mostrado útil para diferenciar de los controles a los pacientes con queratoconjuntivitis sicca tipo Sjögren y tipo no-Sjögren, los síntomas no son específicos de la enfermedad y tampoco han mostrado tener una buena correlación con los signos oculares (Begley C, 2001). Las versiones simplificadas de este test mejoran su sensibilidad y especificidad. Así, el DEQ-5 evalúa un subconjunto de cinco síntomas que comprenden: la frecuencia del lagrimeo, el disconfort ocular, la sequedad ocular, el empeoramiento vespertino de la intensidad, y el empeoramiento por la tarde de la sequedad. La suma de las puntuaciones sugiere una mayor sospecha sobre el diagnóstico del ojo seco, y del síndrome de Sjögren en aquellos con un valor más alto (Chalmers RL, 2010). Otros cuestionarios han sido desarrollados a partir de variaciones sobre otros previos, con el fin de estar mejor orientados a cuestiones particulares, como por ejemplo, el Contact Lens Dry Eye Questionnaire (CLDEQ) para portadores de lentes de contacto. El factor que se ha visto más relacionado con el diagnóstico de ojo seco en portadores de lentillas es la propia percepción de sequedad en los ojos durante el porte de las mismas (Nichols JJ, 2002).

Existen varios métodos válidos para valorar el efecto del ojo seco sobre la función visual y la calidad de vida. Algunos de ellos no son específicos, como el SF-36 (Medical Outcome Study Short Form-36) o el EQ-5D, y son una medida del estado de salud general. El poder de discriminación de éstos para los distintos grados de severidad del ojo seco es muy pobre (Rajagopalan K, 2005). Por su parte, el VFQ-25 (Visual Function Questionnaire) es un cuestionario genérico para determinar el impacto de las patologías oculares en la calidad de vida. El cuestionario NEI VFQ (Visual Function Questionnaire-25) es una versión corta, que consiste en 25 ítems agrupados en 12 escalas de calidad de vida relacionada con la salud, respecto de la visión, y tiene validez y confiabilidad comparables a la versión original. No sólo se ha empleado para el ojo seco con buena reproducibilidad, sino que también se extiende a otras enfermedades con repercusión ocular, como la esclerosis múltiple o el glaucoma (Mangione C, 1998, 2000). Existen, sin embargo, cuestionarios específicos relacionados con la visión como el NEI-VFQ (NEI-Visual

Function Questionnaire), el IDEEL (Dry Eye on Everyday Life), y el OSDI (Ocular Surface Index). El cuestionario IDEEL discrimina mucho mejor los niveles de severidad (leve, moderado y grave) de los subtipos de ojo seco que el SF-36 y el EQ-5D (Rajagopalan K, 2005).

De mayor interés resulta el conocimiento del OSDI (Ocular Surface Disease Index). Este cuestionario es específico e incluye tres escalas, referidas todas ellas a la última semana:

1. Disconfort ocular: Hace referencia a síntomas como sensación de cuerpo extraño o dolor ocular.

2. Funcionalidad: Mide la limitación para llevar a cabo las tareas cotidianas como leer o usar el ordenador.

3. Factores ambientales: Determina el impacto de los mismos en pacientes con ojo seco. Se puntúa la frecuencia con que se presentan los síntomas y la percepción de la propia salud al llevar a cabo actividades de la vida diaria, resultando una puntuación final que oscila en una escala de 0 a 100.

El OSDI es una herramienta ampliamente extendida por su distribución por parte de un laboratorio comercial que ha ayudado a difundirlo, por su disponibilidad para descargarse on-line a través de internet en la dirección http://www.chronicdryeye.com/_professionals/documents/OSDI_PAD.pdf , y por su, cada vez mayor, utilización en las publicaciones científicas como instrumento de evaluación en estudios de ojo seco, lo que también facilita su comparabilidad. Este test ha sido validado, comparándolo con otros cuestionarios, mostrando una buena correlación con otros, por ejemplo, con el McMonnies. Ha demostrado ser un instrumento válido y efectivo para discriminar entre los distintos grados de severidad (leve, moderado y grave) en el ojo seco (Schiffman R, 2000). También se ha encontrado una asociación estadísticamente significativa entre la puntuación total del OSDI y tests clínicos como el tiempo de ruptura lagrimal (BUT) y la tinción corneal, no así con el test de Schirmer.

El estadiaje de la severidad de los síntomas mediante estos interrogatorios tiene su utilidad. En el panel Delphi, elaborado como consenso para el tratamiento en la disfunción lagrimal, ya se proponía utilizar la intensidad de los síntomas (leve, moderado o grave) como uno de los criterios útiles con los que poder orientar la terapéutica (Panel Delphi, 2006). Las herramientas psicométricas tienden a evolucionar a pruebas más sencillas como las escalas visuales analógicas usadas en la evaluación del dolor, que pueden ser obtenidas de forma simple y rápida.

El Ocular Surface Disease Index (OSDI) evalúa la severidad tanto de la sintomatología como de aspectos relacionados con la calidad de vida.

En la práctica, no siempre es posible realizar cuestionarios para el diagnóstico del ojo seco. La falta de tiempo en consultas de ambulatorio dificulta su realización, pero no deberían faltar en consultas especializadas de Superficie Ocular y Ojo seco.

Aunque no sustituirán nunca a una buena anamnesis realizada por un oftalmólogo con experiencia y ojo clínico, pueden ayudar a reducir el tiempo para completar una historia clínica detallada. Además, podemos aprovecharnos de ellos en Otras situaciones. Muchos de los pacientes pasan mucho tiempo en la sala de espera aguardando su entrada en la consulta. Otros, cuando son preguntados por su sintomatología, nunca se encuentran bien, y la capacidad de expresarse de algunos es nula. Pues bien, la entrega de estos interrogatorios puede ayudar a acercar a estos pacientes a su médico, a sentirse entendidos al ver sus síntomas reflejados en el papel, e incluso a hacer más llevadera la demora para entrar a la cita médica.

A pesar de que algunos tratarán de exagerar o cuantificar en exceso la intensidad de sus percepciones, cometerán el mismo sesgo en las sucesivas visitas. Ante todo, deberíamos recalcar que su sinceridad al responder los tests irá en beneficio de su enfermedad. En cualquiera de los casos, esta autovaloración personal servirá para poder cuantificar de manera más objetiva, dentro de la subjetividad personal, el estado de salud de nuestros pacientes, y de esta forma contribuir a la valoración y monitorización de los tratamientos instaurados. La elección del cuestionario adecuado puede ser complicada, debido a la gran diversidad de que disponemos. Los hay más o menos específicos, y con distintas orientaciones. La experiencia de cada uno será la que nos guíe a darle la confianza a uno en concreto para emplearlo rutinariamente en nuestras consultas en búsqueda de los síntomas clave. No deben ser aconsejables aquéllos excesivamente largos y con listas interminables. Además, el ambiente en que se rellene debe ser agradable y lo más parecido posible en las siguientes visitas en que se vuelva a completar el mismo.

Por otro lado, la poca correlación entre síntomas de ojo seco y los signos clínicos objetivos ha sido frecuentemente objeto de estudio. Existen varias explicaciones a esta falta de correlación. Primero, los síntomas pueden producirse antes que los signos clínicos objetivos. La ausencia de éstos puede retrasar el momento del diagnóstico, y más aún en la queratoconjuntivitis sicca tipo no-Sjögren por ser más larvada y menos severa que en la de tipo Sjögren. Segundo, el ojo seco es una patología heterogénea que tiene varias etiologías y patofisiologías existiendo diversos tests objetivos para cada una de ellas. Igualmente, los síntomas de ojo seco no son exclusivos de una patología específica. Además, la sensibilidad y especificidad de todos los tests para detectar ojo seco varían según las características y los sesgos de la población estudiada. Hemos visto que muchos cuestionarios se han podido correlacionar positivamente con pruebas clínicas objetivas como el BUT o las tinciones. En el caso del test de Schirmer no ha sido tan evidente debido a su variabilidad y poca reproducibilidad. Cada uno de los tests ha obtenido resultados variables en cuanto a sensibilidad y especificidad. Pero éstas dependerán también de la prueba gold standard a la que se haga referencia para su cálculo. Actualmente, no existe todavía un patrón oro para diagnóstico del ojo seco, aunque la detección de la hiperosmolaridad lagrimal está obteniendo muy buenos resultados.

4. Aspectos generales de los estudios aplicables en la consulta

Tras realizar la historia clínica y el cuestionario de síntomas, se pasa a realizar una serie de pruebas en la consulta para el diagnóstico del ojo seco. En ocasiones, las pruebas diagnósticas no se correlacionan perfectamente con los síntomas (Hay EM, 1998). Ello puede ser debido a varios factores que incluyen la naturaleza subjetiva de los síntomas de cada paciente o la existencia de una hipoestesia corneal en el ojo seco grave. Además, los pacientes con ojo seco leve o moderado pueden presentar síntomas antes de la aparición de signos objetivos (Nichols KK, 2004). A pesar de ello, es importante integrar los resultados del cuestionario de síntomas y de las pruebas realizadas.

ASPECTOS CLAVE

1. En la clasificación de ojo seco existen dos grandes grupos: el ojo seco hiposecretor y el ojo seco evaporativo.

2. Los estudios de consulta se combinan con los estudios de laboratorio para llegar al diagnóstico de confirmación de ojo seco.

3. En la práctica diaria, el cuestionario de síntomas y algunos de los estudios de consulta son los que se suelen utilizar para el diagnóstico de sospecha de ojo seco.

4. Los estudios de consulta que más se utilizan en el diagnóstico de ojo seco son el tiempo de ruptura lagrimal, la tinción con fluoresceína, el test de Schirmer, la expresión de las glándulas de Meibomio, y la tinción de rosa de bengala.

5. La evaluación de la osmolaridad lagrimal es la mejor prueba para el diagnóstico de ojo seco. A pesar de que pueda ser costoso, el osmómetro OcuSense es específico y sensible en la detección de la osmolaridad lagrimal.

6. Los estudios de consulta nos ayudarán a evaluar la gravedad del ojo seco para poder poner el tratamiento más adecuado.

5. Relación de Estudios a realizar en la consulta

1. Tiempo de ruptura lagrimal

El examen se realiza instilando 1-5 microlitros de fluoresceína sódica al 2% sin conservantes en el fondo de saco inferior, sin inducir lagrimeo reflejo, usando una tira de papel con fluoresceína mojada con suero fisiológico. Seguidamente, se le indica al paciente que parpadee varias veces sin apretar, para distribuir bien la fluoresceína. Después de 10-30 segundos de parpadeo, se le pide que mire hacia adelante sin parpadear, hasta que se le indique. Se establece la amplificación de la lámpara de hendidura a 10X, manteniendo la intensidad de la iluminación de fondo constante, y se examina la película lagrimal con un haz de luz amplio y un filtro azul-cobalto. Tras un corto período de tiempo, aparecerán manchas y/o líneas secas en la película lagrimal. El tiempo de ruptura viene dado por el tiempo entre el último parpadeo y la aparición de la primera mancha seca. Una vez que se observe el tiempo, se pide al paciente que parpadee libremente. Valores inferiores a 10 segundos se consideran anormales.

El tiempo de ruptura lagrimal viene dado por el tiempo entre el último parpadeo y la aparición de la primera mancha seca.

Secuencia de ruptura lagrimal en el primer segundo (lo normal es más de 10 segundos).

Esta prueba se considera más "repetible" (varía poco en diferentes visitas) que otras en el diagnóstico del ojo seco (Dogru M, 2004).

Existe un instrumento diseñado para evaluar la película lagrimal en el que no es necesario instilar colirios de fluoresceína (tiempo de ruptura lagrimal no invasivo); su nombre es el Tearscope. Consiste en proyectar una imagen de queratoscopio en la superficie corneal y observar el tiempo en que aparecen distorsiones sobre la imagen reflejada. Valores inferiores a 20 segundos se consideran anormales.

El tiempo de ruptura lagrimal es una de las pruebas de diagnóstico del ojo seco más "repetibles" (varía poco en diferentes visitas).

2. Tinción con fluoresceína

La fluoresceína es un colorante que presenta una fluorescencia amarillo-verdosa cuando sobre ella incide una luz azul cobalto. Su máxima fluorescencia se alcanza con una dilución del 0,08% g/l, por lo que es aconsejable no examinar la superficie ocular al instante de aplicarla, sino esperar por lo menos dos minutos; nos puede servir la misma que hemos utilizado en la prueba del tiempo de ruptura lagrimal. La fluoresceína tiñe las células epiteliales que presentan membranas celulares dañadas o abrasiones corneales. Tras los dos minutos, se levanta ligeramente el párpado superior para determinar el grado de puntos de la superficie total de la córnea. Para determinar el grado de tinción de la conjuntiva se le pide al paciente que mire nasalmente y temporalmente. El grado de tinción de la córnea y de la conjuntiva se evalúa según el esquema de Oxford

3. Test de Schirmer

La tinción con fluoresceína debe evaluarse tras dos minutos de su instilación. Si se evalúa antes, puede que no se observe el daño real del epitelio corneal.

3.1 Test de Schirmer I sin anestesia

El test de Schirmer I sin anestesia mide la secreción lagrimal acuosa basal y refleja (Cho P, 1993). Se realiza colocando una tira de papel de filtro (Whatman 41) en los fondos de saco; se dobla 5 mm en un extremo y se inserta la unión entre los tercios medio y externo del párpado inferior. El paciente permanece con los ojos cerrados durante 5 minutos en un ambiente cómodo y con baja iluminación. Al cabo de 5 minutos, se retira la tira y se miden los milímetros que se han humedecido a partir del pliegue; si es inferior a 10 mm, existe una disminución de la secreción de la capa acuosa.

3.2 Test de Schirmer I con anestesia

El test de Schirmer I con anestesia mide únicamente la secreción lagrimal acuosa basal. Para ello, se instila un colirio anestésico y se esperan unos minutos para que cese el lagrimeo reflejo inducido por el colirio antes de colocar la tira de papel. Posteriormente se seca el fondo de saco con un pañuelo de papel o un bastoncillo y se coloca la tira. Se consideran valores alterados si son inferiores a 5 mm en 5 minutos.

3.3 Test de Schirmer II

El test de Schirmer II se utiliza para determinar la secreción lagrimal acuosa refleja (Tsubota K, 1991). Se realiza, al igual que el test de Schirmer I, con anestesia y se estimula la mucosa nasal con una torunda de algodón seco una vez que el extremo de la tira de papel se ha introducido en el fórnix. Se sospecha una deficiencia en la secreción lagrimal refleja cuando a los 5 minutos se han humedecido menos de 15 mm de la tira. Este test es útil para valorar la capacidad residual funcional de la glándula lagrimal en pacientes con ojo seco, puesto que permite diferenciar la hiposecreción en pacientes con síndrome de Sjögren de los de no Sjögren, ya que en el síndrome de Sjögren existe un daño del tejido de la glándula lagrimal y no se observaría un incremento de secreción lagrimal con el estímulo nasal. Sin embargo, esta prueba se utiliza poco actualmente por lo molesta que resulta al paciente y porque no mide la secreción basal. A pesar de ello, es la prueba que mejor se correlaciona con los resultados de las tinciones vitales, la fluoresceína y el rosa de bengala.

3.4 Test del aclaramiento lagrimal

El test del aclaramiento lagrimal permite la valoración de la renovación de la lágrima en la superficie ocular (Macri A, 2000). Se realiza instilando una gota de fluoresceína con anestésico. Se esperan 5 minutos y se colocan las tiras de Schirmer durante 5 minutos más. Se mide tanto la porción húmeda (Schirmer de secreción basal) como la intensidad de la tinción de fluoresceína, siguiendo unas escalas de colores standard.

El test de Schirmer I sin anestesia mide la secreción lagrimal acuosa basal y refleja, el test de Schirmer I con anestesia mide la secreción acuosa basal, y el test de Schirmer II mide la secreción acuosa refleja.

Cuanta más tinción de fluoresceína, peor aclaramiento lagrimal. Ello ocurre en los pacientes con ojo seco hiposecretor (o acuodeficiente) o evaporativo. Posteriormente ha surgido otro índice con mayor sensibilidad (78.9%) y especificidad (91.8%) que los anteriores "el índice de función lagrimal", el cual resulta de multiplicar el test de Schirmer de secreción basal por el denominador del test de aclaramiento lagrimal (Xu KP, 1995). Ello nos dará un valor que si es más de 96 indicará un ojo normal y si es menor de 34 indicará un posible síndrome de Sjögren; entre 34 y 96 sería un ojo seco no asociado a síndrome de Sjögren. También existen tiras lagrimales cubiertas con fluoresceína de tipo comercial, que se introducen de igual modo que las tiras de Schirmer; estas otras tiras se dejan 3 minutos en el fondo de saco y de nuevo se registran tanto la distancia humedecida como la intensidad de la tinción.

La alteración en el aclaramiento lagrimal se ha asociado con un aumento en la concentración de citoquinas en la lágrima, lo cual contribuye a crear una inflamación crónica.

3.5 Test del rojo fenol

Se coloca una tira fina de algodón impregnada en rojo fenol en el lado temporal del saco conjuntival inferior.

El rojo fenol es una sustancia que cambia de color amarillo a rojo en contacto con el pH neutro de la lágrima. Se mide la zona humedecida (roja) tras 30 segundos (Patel S, 1998). Se consideran valores normales entre 9 y 18 mm. Se trata de un método no irritante, rápido, y supuestamente más reproducible que el test de Schirmer.

4. Expresión de las glándulas de Meibomio

Se exprimen las glándulas de Meibomio con el dedo pulgar del examinador o con una torunda de algodón. En una situación normal, las glándulas de Meibomio segregan una pequeña secreción tras la expresión. En condiciones anormales tras la expresión, las glándulas no segregan ninguna secreción porque el contenido lipídico tapona la salida o, por el contrario, las glándulas segregan cilindros largos porque la glándula tiene características anormales. La alteración de la secreción de las glándulas de Meibomio se denomina disfunción de glándulas de Meibomio o blefaritis posterior (Mathers WD, 1991). Existen algunas técnicas, como la meiboscopia/meibografía, para diagnosticar la disfunción de glándulas de Meibomio o blefaritis posterior. En la meiboscopia se utiliza la luz blanca de un transiluminador Finoff, que se aplica al lado cutáneo del párpado evertido y permite la observación de la superficie de la conjuntiva tarsal . De esta manera, se puede observar la presencia y morfología de las glándulas. El mayor valor de la técnica es el de determinar la presencia o ausencia de la glándula. La meibografía es la documentación fotográfica de la imagen de la glándula bajo esa iluminación. Dentro de las posibilidades fotográficas se incluye la fotografía infrarroja o videofotografía (Mathers WD, 1994). Las glándulas de Meibomio participan en la secreción de la capa lipídica de la película lagrimal y, por tanto, dan lugar al síndrome de ojo seco evaporativo. La detección de su alteración permite la instauración de un tratamiento específico que, secundariamente, puede favorecer la calidad de la película lagrimal. Este tratamiento incluye la higiene palpebral con compresas calientes, masaje y limpieza, así como otras posibilidades tales como la azitromicina tópica, las tetraciclinas sistémicas o los suplementos nutricionales de ácidos omega 3. La meibometría consiste en obtener material lipídico procedente del borde palpebral inferior central y colocarlo en un plástico preparado para ser interpretado por densitometría óptica, por cromatografía líquida a alta presión, o por cromatografía de gas con espectroscopía de masas. Ello da una medida indirecta de las características de la secreción lipídica meibomiana. El nivel de lípidos es menor en pacientes con disfunción de glándulas de Meibomio (síndrome de ojo seco evaporativo) que en pacientes con síndrome de ojo seco hiposecretor o pacientes normales.

5. Tinción de rosa de bengala/verde de lisamina

La tinción con rosa de bengala tiñe las células muertas o desvitalizadas del epitelio conjuntival y corneal y el moco; así pues, se consideran tinciones que evalúan la alteración de la superficie ocular (van Bijsterveld OP, 1969; Feenstra R, 1992). Se instila una gota de rosa de bengala al 1% o una tira impregnada humedecida con suero fisiológico en el fondo de saco conjuntival inferior y se solicita al paciente que parpadee varias veces. Este tipo de tinción produce con frecuencia picor, por lo que se aconseja utilizar colirio anestésico antes de aplicarlo. Se evalúa con la lámpara de hendidura la tinción de la conjuntiva bulbar nasal, córnea, y conjuntiva bulbar temporal, adjudicando una puntuación de 0 a 3 en cada sector.

La suma de las tres áreas quedará comprendida entre un mínimo de 0 y un máximo de 9. Se considera patológico si el valor obtenido es superior a 3. A pesar de que es un buen test, en casos de enfermedad leve puede no llegar al resultado de 3 y dar falsos negativos; por el contrario, puede dar positivo en otras causas de síndrome de ojo seco o de irritación ocular (Khan-Lim D, 2004).

Por lo tanto, además de la puntuación, es muy importante el patrón de la tinción, puesto que ello nos ayudará a descartar otras causas de síndrome de ojo seco o de irritación ocular; en la queratoconjuntivitis sicca leve, la tinción aparece en la conjuntiva bulbar nasal en la zona de exposición; en la moderada, la tinción aparece en la conjuntiva bulbar nasal y temporal (zona de exposición); en la grave, además de lo anterior, también en la córnea inferior; cuanto más grave, la tinción llega a la córnea superior.

En el caso de disfunción de glándulas de Meibomio leve, puede no haber tinción o ser muy leve en la conjuntiva bulbar superior e inferior debajo de los párpados y fuera de la zona de exposición; en la enfermedad moderada o grave, la tinción va invadiendo la córnea y puede dar un patrón parecido al de la queratoconjuntivitis sicca grave.

En el caso de lagoftalmos nocturno secundario a cirugía palpebral previa o a enfermedad tiroidea, la tinción se localiza en la región inferonasal de la córnea y la conjuntiva, a menudo con una clara línea de demarcación. En la queratoconjuntivitis límbica superior, la tinción se localiza en la conjuntiva bulbar superior y córnea superior.

El verde de lisamina es un derivado de la fluoresceína que presenta las mismas características que la tinción de rosa de bengala, pero sin las reacciones adversas de intolerancia y toxicidad (Kim J, 1999).

6. Topografía corneal

El videoqueratoscopio computerizado o topógrafo corneal con dispositivo TMS-2N y software TSAS (Tear stability analysis system,

Tomey Technology, Nagoya, Japón) permite medidas cuantitativas de la regularidad de la película lagrimal. Existen algoritmos que evalúan los discos de Plácido reflejados en la superficie corneal (Goto T, 2004). El índice de regularidad de la superficie se correlaciona con pruebasmconvencionales tales como la tinción de fluoresceína y la visión borrosa existentes en el ojo seco.

Vídeo queratoscopio computerizado de un paciente con ojo seco:

• Distorsión evidente en la imagen superior del disco de Plácido

• El índice de regularidad de la superficie (SRI) se correlaciona con la visión borrosa existente en el ojo seco.

Los pacientes con síndrome de ojo seco tienen grosores corneales centrales reducidos. Se cree que es debido a la hipertonicidad de la película lagrimal y se normaliza después del tratamiento con lágrimas artificiales.

El sujeto permanece sentado frente a la unidad de topografía corneal; se le pide que no parpadee durante los primeros 10 segundos de la prueba. El dispositivo captura automáticamente los topogramas corneales cada segundo, durante 11 segundos consecutivos, mostrándolos como curvas de gráficas que muestran el índice de regularidad de la superficie. La topografía corneal puede ser un método útil en el diagnóstico y en la evaluación de la intensidad del ojo seco. También puede tener un valor pronóstico en la valoración de los pacientes antes de la realización de un LASIK, al determinar el riesgo de sufrir ojo seco crónico tras el procedimiento.

7. Osmolaridad lagrimal

En el ojo seco existe una hiperosmolaridad lagrimal, consecuencia de una alteración de la secreción lagrimal (disminuye la secreción), de la evaporación (aumenta la evaporación), o de ambas (Tomlinson A, 2006). El valor considerado normal es de alrededor de 302 mOsmol/L. Valores característicos de ojo seco serían iguales o mayores a 318 mOsmol/L. La hiperosmolaridad de la lágrima causa alteración en el epitelio de la superficie ocular, debido a la liberación de los mediadores inflamatorios. La alteración del epitelio de la superficie ocular incluye la muerte celular por apoptosis, la pérdida de células caliciformes y la disminución de la expresión de la mucina; todo ello da lugar a la inestabilidad de la película lagrimal. Esta inestabilidad exacerba la hiperosmolaridad lagrimal y se completa el círculo vicioso. La medida de la osmolaridad lagrimal se considera la mejor prueba para el diagnóstico del ojo seco (Farris RL, 1994; Khanal S, 2008).

Existen varios tipos de osmómetros disponibles para medir la osmolaridad lagrimal; el más sofisticado (se trata de un "laboratorio en un chip") permite realizar la prueba y obtener el resultado en la consulta. Se denomina osmómetro lagrimal OcuSense, y usa una combinación de información de impedancia con una matemática sofisticada para derivar la osmolaridad de la película lagrimal (Sullivan B, 2005).

Tras ajustar el microchip en su lugar, se toca el párpado inferior con un microcapilar sin haber instilado anestesia y se permite que la acción capilar consiga 20 nanolitros. Se coloca el capilar en el osmómetro y se obtiene una lectura precisa segundos después de la transferencia. Se trata de una prueba de alto rendimiento, con una alta especificidad y sensibilidad, que puede realizar un técnico. Se debe evitar la sobreestimulación durante la recolección. Las lágrimas por reflejo tienen una osmolaridad muy inferior a la de las lágrimas basales. Se necesita más experiencia con dicho osmómetro, pero podría proporcionar la prueba "gold standard" para el diagnóstico del ojo seco.

La medida de la osmolaridad lagrimal se considera la mejor prueba para el diagnóstico del ojo seco. El osmómetro más sofisticado (se trata de un "laboratorio en un chip") se denomina osmómetro lagrimal Ocu-Sense. Se necesita más experiencia con dicho osmómetro, pero podría proporcionar la prueba "gold standard" para el diagnóstico del ojo seco.

8. Otros estudios

Algunos estudios requieren de material sofisticado no disponible en la mayoría de consultas.

8.1 Meniscometría

El menisco lagrimal funciona como reservorio de lágrimas y como vía de drenaje y distribución lagrimal durante el parpadeo. Debido a que el menisco lagrimal contiene el 75-90% de la secreción acuosa lagrimal, la meniscometría puede ser un índice de síndrome de ojo seco hiposecretor (acuodeficiente) (Mainstone JC, 1996). Se utiliza un sistema de proyección rotatorio con unas tiras blancas y negras (4 negras y 5 blancas, cada una de 4 mm de ancho) proyectadas en forma coaxial usando un espejo semiplateado sobre el menisco inferior central (Yokoi N, 1999). Las imágenes del menisco lagrimal se graban con una videograbadora digital y se transfieren a un ordenador cuyo software de análisis de imágenes permite calcular el radio de curvatura (aplica la fórmula del espejo cóncavo) (Yokoi N, 2000).

8.2 Interferometría

Durante el parpadeo se produce una expansión y compresión de los lípidos secretados de las glándulas de Meibomio situados por encima de la capa acuosa de la película lagrimal; como la capa lipídica es muy fina, el fenómeno de interferencia con la luz puede dar lugar a imágenes especulares (Doane MG, 1998). Existen interferómetros comerciales que captan el reflejo especular de la superficie ocular (área circular de 2 a 8 mm de diámetro) y lo reproducen a través de una cámara de video digital. La interferometría lagrimal es una técnica no invasiva que clasifica de 0 a 5 el grado de gravedad del síndrome de ojo seco; es un buen método para diferenciar los ojos normales de los ojos secos. Los ojos normales se clasifican en grados 1 ó 2; los ojos secos en grados de 2 a 5, donde el grado 2 implica el grado menos grave de síndrome de ojo seco y el grado 5 el más grave con queratopatía punteada superficial extensa (Yokoi N, 1996). En un análisis cinético, las imágenes de interferencia se registran en un vídeo sobre varios intervalos de parpadeo natural durante 30 segundos. En un intervalo de parpadeo representativo se mide el tiempo de separación entre parpadeos, desde la apertura del ojo hasta el cese del movimiento lipídico.

8.3 Fluorometría

Con una lámpara de hendidura asociada a un fluorofotómetro (Fluorómetro anterior FL-500, Kowa Co, Japón) se observan dos tipos de posibilidades: el punto (0,3 mm x 0,5 mm; vertical x horizontal) y el área (37 agujeros de 0,1 mm de diámetro, diámetro del área total 2 mm). En el síndrome de ojo seco, la función de barrera del epitelio corneal disminuye cuanta más queratitis punteada superficial existe, incluso en pacientes con síndrome de ojo seco subclínico sin queratitis punteada superficial (Kazunori Miyata, 2003). Así pues, existe una permeabilidad corneal aumentada. La fluorometría evalúa la alteración cuantitativa del epitelio corneal (McNamara NA, 1997). También estudia la tasa de recambio lagrimal, definida como la concentración de fluoresceína en lágrima por minuto después de la instilación (Pearce EI, 2001). En el síndrome de ojo seco existe una tasa de recambio disminuida, es decir, una disminución en la eliminación de fluoresceína. Así pues, es un método objetivo no invasivo para el diagnóstico del síndrome de ojo seco y para la evaluación de nuevos tratamientos que son analizados en ensayos clínicos.

La fluorometría evalúa la alteración cuantitativa del epitelio corneal y la tasa de recambio lagrimal, definida como la concentración de fluoresceína en lágrima por minuto después de la instilación. En el síndrome de ojo seco existe una tasa de recambio disminuida, es decir, una disminución en la eliminación de fluoresceína.

8.4 Test de normalización de la película lagrimal

Esta prueba consiste en evaluar la agudeza visual lejana no corregida, antes y después de la instilación de una gota de carboximetilcelulosa 0,5% (Latkany R, 2006). Se comienza detectando la línea más pequeña que puede verse y se parte de ahí en seguida después de la instilación de la gota. Se aconseja al paciente no parpadear demasiado para evitar la salida del producto. La agudeza visual lejana no corregida después de la instilación de la gota mejora algunas líneas en los pacientes con síndrome de ojo seco y no mejora en los pacientes normales. La mejora en la agudeza visual es mayor cuanto más grave es el ojo seco. La instilación de la lágrima artificial mejora transitoriamente las irregularidades y las aberraciones de la superficie ocular características del ojo seco (Liu Z, 1999; Nilforoushan MR, 2005). Se trata de una prueba bastante sensible y específica para el diagnóstico del síndrome de ojo seco. También puede ser de gran ayuda en los pacientes descontentos después de LASIK, para determinar si se trata de un síndrome de ojo seco o si se requiere más cirugía refractiva.

6. Aspectos generales de las pruebas bioquímicas y morfológicas del ojo seco

En la gran mayoría de los casos, el diagnóstico de las enfermedades de la superficie ocular no requiere del empleo de pruebas de laboratorio, pues una correcta anamnesis, junto a una exploración oftalmológica completa complementada con pruebas clínicas como el test de Schirmer o el empleo de tinciones vitales, es el pilar del proceder diagnóstico en este tipo de pacientes. Con todo, en ocasiones estas pruebas clínicas no son suficientes y requerimos del uso de pruebas complementarias para realizar un diagnóstico, como en algunas formas de conjuntivitis crónica o cicatricial, en el síndrome de ojo seco (sobre todo para definir su causa) o en algunos cuadros en los que se solapan distintas enfermedades como el ojo seco y la alergia. Las pruebas de laboratorio no sólo se emplean en el diagnóstico de los pacientes, sino que son muy útiles en el estudio de la fisiopatología de las distintas patologías de la superficie ocular, así como, en algunos casos, una manera objetiva de definir la eficacia de un determinado tratamiento.

ASPECTOS CLAVE

1. Los estudios de laboratorio no se emplean de manera rutinaria en la práctica clínica, pero son muy útiles en algunas patologías, no solo para confirmar su diagnóstico sino para estudiar la fisiopatología de alguna enfermedad o evaluar de manera objetiva la respuesta a un tratamiento.

2. El ojo seco asocia hiperosmolaridad lagrimal. Su determinación es ahora más sencilla, lo que puede hacer que pase a emplearse de manera frecuente para confirmar el diagnóstico en casos leves.

3. La determinación de proteínas en lágrima, como la lisozima y la lactoferrina, indica la función de la glándula lagrimal.

4. Existe evidencia de la existencia de inflamación en el ojo seco. La determinación de citoquinas en lágrima es muy sensible en su diagnóstico, aunque aún queda muy lejos de nuestra práctica habitual por las complejas técnicas que precisa.

5. La citología de impresión permite un estudio morfológico de la superficie ocular de forma apenas invasiva. Se emplea fundamentalmente en la gradación de la gravedad del ojo seco.

6. La citometría de flujo de muestras obtenidas por citología de impresión permite determinar tipos celulares relacionados con fenómenos como la inflamación. Presenta gran utilidad en el estudio de la eficacia de terapias, así como en la determinación de la posible toxicidad sobre la superficie ocular de fármacos o sus conservantes.

7. La biopsia conjuntival se emplea en casos limitados, en los que es necesario un diagnóstico de confirmación.

7. Pruebas bioquímicas del ojo seco

1. Osmolaridad lagrimal

Ya en 1941 se sugirió un aumento de la osmolaridad en pacientes con ojo seco (Von Bahr G, 1941), aunque no fue hasta 1971 cuando se pudo demostrar tal hipótesis (Mishima S, 1971), aunque no como consecuencia del ojo seco. Actualmente se reconoce la hiperosmolaridad como una consecuencia de la inestabilidad lagrimal y de la inflamación de la superficie ocular que participan en la patogénesis del ojo seco (Liu H, 2009). De hecho, el concepto de hiperosmolaridad lagrimal se incluye en las más recientes definiciones de ojo seco desarrolladas (Behrens A, 2006). Se han determinado distintas clasificaciones del ojo seco según el valor de la osmolaridad lagrimal (Murube J, 1989), aunque en general no se gradúa la enfermedad, considerando niveles de corte, variables según autores. Se ha establecido recientemente un punto de corte de 317 mOsm/kg, a partir del cual se puede considerar la existencia de un síndrome de ojo seco, con una sensibilidad y especificidad del 78% (Khanal S, 2008).

Hace unos años, la osmolaridad se determinaba mediante aparatos empleados en otras especialidades para calcular la osmolaridad de diversos líquidos corporales. El proceso era engorroso, se precisaban altas cantidades de lágrima para hacer unas determinaciones más o menos fiables, con la dificultad que supone la obtención de tales volúmenes en pacientes con ojo seco. En la actualidad han surgido nuevos sistemas para la determinación de la osmolaridad lagrimal mucho más precisos y fiables. Así, se ha desarrollado un osmolarímetro que determina la osmolaridad mediante un proceso de congelación de líquidos y posterior fusión, en el que un software calcula la osmolaridad de la solución final. Existen publicaciones prometedoras acerca de sus resultados (Yildiz H, 2009). Del mismo modo, se ha desarrollado recientemente un sistema de última generación, el Tear Lab®, que permite obtener mediante capilaridad una muestra muy pequeña de lágrima (50 nL) de forma no invasiva, simplemente apoyando un microchip en el menisco lagrimal inferior. La muestra recogida por este chip es analizada electrónicamente, dándonos directamente el resultado de la osmolaridad sin necesidad de llevar las muestras a un laboratorio para su procesamiento.

2. Niveles de lisozima y lactoferrina en lágrima

La lactoferrina es una proteína de la familia de las transferrinas, presente también en otros líquidos corporales como la sangre o la saliva. Es segregada por los acinos de la glándula lagrimal principal y accesoria (Gillette TE, 1980) y representa el 25% del total de las proteínas contenidas en la lágrima. Se le reconoce una función antimicrobiana (antibacteriana y antifúngica) (Flanagan JL, 2009).

Los niveles de lactoferrina son indicativos de la función de la glándula lagrimal. (Danjo Y, 1994). La técnica más empleada para su determinación es la inmunodifusión radial (Janssen PT, 1983), aunque recientemente se ha reportado la utilidad de la proteómica para su estudio (Zhou L, 2009).

Se encuentra en una concentración normal de 1,75 g/L, determinándose concentraciones inferiores a 1 g/L en el ojo seco y en otras patologías de superficie ocular (Murube J, 1989).

La lisozima o muramidasa es una enzima con acción bacteriolítica producida por la glándula lagrimal principal y accesoria. Representa el 25% del total de las protéinas de la lágrima, y sus niveles en la misma se correlacionan con la función secretora.

La hiperosmolaridad lagrimal es una consecuencia de la inestabilidad lagrimal y es en parte causa de la inflamación de la superficie ocular. Su determinación puede ser muy útil en formas leves de ojo seco.

3. Citoquinas en lágrima

Al igual que la osmolaridad, el concepto de inflamación gana día a día más importancia en el ojo seco. Así, ha sido incluido en la más reciente definición de ojo seco (International Dry Eye WorkShop, 2007) y numerosos estudios han encontrado respuesta inflamatoria aumentada en pacientes con ojo seco (Baudouin C, 1992). Una de las formas de medir esa respuesta inflamatoria es la determinación de citoquinas proinflamatorias en lágrima (Massingale ML, 2009). De hecho, se postula como un mejor indicador de la existencia y, sobre todo, de la gravedad del ojo seco que algunas pruebas muy empleadas en la clínica, como el test de Schirmer. Del mismo modo, podría facilitar el diagnóstico de aquellos pacientes con ojo seco leve, que apenas muestran anomalías en la exploración pero si presentan síntomas de ojo seco (Lam H, 2009). Por desgracia, su determinación es costosa y está reservada a laboratorios de investigación, aunque en un futuro próximo podrían generalizarse técnicas más asequibles y útiles en la práctica clínica habitual.

4. Determinaciones de laboratorio en alergia ocular

Se han determinado diferentes moléculas cuya concentración se encuentra elevada en pacientes con alergia ocular, en cualquiera de sus formas clínicas. Así, se han reportado niveles aumentados de IgE (Nomura K, 1998), triptasa (Butrus SL, 1990) e histamina (Abelson MB, 1980) en la lágrima de pacientes afectos de alergia ocular. También se ha reportado una relación entre los niveles de la proteína eosinófila catiónica (ECP) y la gravedad de la alergia ocular (Leonardi A, 1995). Con todo, estas determinaciones están muy alejadas de la práctica clínica, aun cuando tienen utilidad en el estudio fisiopatológico de la respuesta alérgica, así como para monitorizar de manera objetiva la respuesta a diferentes tratamientos (Arriola-Villalobos P, 2007).

8. Pruebas morfológicas del ojo seco

1. Citología de impresión

La citología de impresión fue introducida a finales de los años 70 (Egbert PR, 1977), y hoy en día se ha convertido en una herramienta muy útil en el diagnóstico de diversas patologías de la superficie ocular, fundamentalmente el ojo seco, pues se trata de una técnica no invasiva, rápida y casi indolora para el estudio de diferentes patologías de la superficie ocular. Esta técnica recoge células superficiales conjuntivales, corneales o limbares. Su mayor virtud es que mantiene la morfología real de la superficie corneo-conjuntival, la relación célula-célula y las distintas interacciones celulares. Además, se puede realizar el diagnóstico de la metaplasia escamosa, fenómeno que precede a la queratinización y que no puede ser diagnosticada en la clínica, obteniendo así un diagnóstico más precoz que puede condicionar un mejor pronóstico del paciente (Rivas L, 1997).

Las muestras se recogen sobre papel de acetato de celulosa Millipore HAWP304 (con un poro de 0,45 micras) de 5 x 5 mm de tamaño. El papel de filtro se apoya sobre la superficie a estudio, presionando firmemente durante unos tres segundos tras la instilación de anestésico. Se recomienda recoger muestras de las siguientes áreas: conjuntiva bulbar nasal, temporal, superior, inferior, corneal y limbar si fuese necesario. Tras fijarlas en etanol 96% durante al menos 15 minutos se tiñen, preferentemente con PAS-hematoxilina, que pone de manifiesto la mucina de las células caliciformes y las estructuras celulares basófilas.

51

Se encuentran tres tipos de células conjuntivales en las muestras de citología de impresión: células epiteliales, células caliciformes y células inflamatorias. Las células epiteliales están implicadas en numerosas reacciones biológicas, especialmente en vías inflamatorias y de apoptosis (Baudouin C, 2001). Las células caliciformes producen mucinas solubles, y su ausencia es la "seña de identidad" del ojo seco (Nelson JD, 1984). La existencia de células caliciformes en impresiones obtenidas de la superficie corneal es patognomónico de la conjuntivalización asociada a la insuficiencia limbar (Puangsricharern V, 1995).

Las células inflamatorias incluyen células dendríticas, células de Langerhans y también linfocitos intraepiteliales. La existencia de células inflamatorias supone la presencia de actividad en el cuadro clínico que presenta el paciente.

El grado de metaplasia escamosa nos informa del estado de la superficie ocular, y va paralelo a la gravedad de la enfermedad. Este proceso es continuo, aunque se divide en varios grados para poder clasificar la alteración de la superficie ocular que supone. Esta graduación se realiza teniendo en cuenta diferentes aspectos:

a. La densidad de células caliciformes (que disminuye conforme aumenta la metaplasia);

b. El tamaño y la forma de las células epiteliales no secretoras (tienden a alargarse y aumentar de tamaño);

c. Los cambios metacromáticos del citoplasma;

d. La separación intercelular;

e. Los cambios morfológicos del núcleo;

f. La relación núcleo-citoplasma de las células epiteliales (se incrementa)

g. La aparición de queratinización.

Existen fundamentalmente dos sistemas de graduación de la metaplasia escamosa: el de Nelson (Nelson JD, 1984) y el Tseng (Tseng SCG, 1985). La principal diferencia entre ambos se encuentra en que Nelson describe la existencia de células caliciformes en todos los grados, mientras que Tseng solo lo hace en las primeras fases de la enfermedad, enfatizando la importancia de la queratinización en los tres últimos grados de su escala. En nuestro medio se emplea más la clasificación de Nelson.

Es importante tener en cuenta que la zona de obtención de la muestra tiene también importancia en la orientación diagnóstica del paciente. Así, en enfermedades oculares "extrínsecas", como el ojo seco, la metaplasia escamosa afecta en mayor medida y de forma más precoz a la conjuntiva bulbar interpalpebral, persistiendo una citología normal en la zona protegida por el párpado inferior, que se afectará en formas más evolucionadas y graves de la enfermedad. Por el contrario, patologías "intrínsecas" de la superficie ocular, como el síndrome de Stevens-Johnson o el Penfigoide de Membranas Mucosas, presentan una metaplasia escamosa severa en ambas zonas de la conjuntiva, tanto la bulbar como la palpebral, como consecuencia del mecanismo fisiopatológico implicado (Nelson JD, 1983).

La citología de impresión se ha empleado con finalidad diagnóstica en algunos procesos infecciosos de la superficie ocular (Thiel MA, 1997). También puede emplearse para estudiar y comparar el efecto de distintos tratamientos sobre la superficie ocular (Yüksel B, 2010) y para evaluar el estado del epitelio corneal en diversas patologías (Paris FS, 2009).

Además del estudio morfológico, se pueden realizar estudios inmunohistoquímicos, que nos permiten hacer una determinación del estado fisiopatológico de la patología de la superficie ocular, así como evaluar el posible componente autoinmune de la enfermedad (Cagigrigoriu A, 2010).

2. Citometría de flujo

La citometría de flujo ha proporcionado numerosos avances en la biología molecular desde los años 70. Se basa en la iluminación de células individuales en suspensión con un potente haz de láser de alta energía. Las células reflejan luz en un pequeño ángulo (de unos 10°) de manera proporcional a su tamaño, y en mayor ángulo (alrededor de 90°) en proporción a su estructura y densidad intracelular. Además, pueden acoplarse otros detectores (hasta 5 ó 7 en los más avanzados aparatos) para determinar otras características, como fluorescencia emitida por anticuerpos marcados. Es necesaria una pequeña concentración de células para su estudio (100-500 células/mL). La obtención de esas células en el estudio de superficie ocular puede realizarse por biopsia o cepillado (Fujihara T, 1997), de forma que obtenemos gran cantidad de ellas y examinamos células localizadas en capas profundas. Sin embargo, dado su carácter invasivo, estas técnicas no se emplean

La citología de impresión es una técnica sencilla y apenas invasiva para el estudio morfológico de la superficie ocular. Es útil en el diagnóstico y gradación del ojo seco y puede confirmar el diagnóstico de insuficiencia limbar.

En la práctica habitual. Por el contrario, la citología de impresión ofrece una alternativa menos dolorosa y relativamente no invasiva para la obtención de células de la superficie ocular. Es importante obtener las muestras de zonas no expuestas de la conjuntiva bulbar, y conservarlas adecuadamente en una solución tamponada como BSS o en fijadores como el parafolmaldehido al 0.05%. Los tubos deben conservarse y transportarse al laboratorio a 4° C, para evitar reacciones de apoptosis y degradación celular (Brignole-Baudouin F, 2004). El uso de la citometría de flujo para el análisis de muestras conjuntivales obtenidas por citología de impresión fue desarrollada en 1997 (Baudouin C, 1997). Su utilidad se fundamenta en la evidencia de que las patologías de la superficie ocular están asociadas a diferentes tipos de alteraciones celulares, como la ausencia de células caliciformes, reacciones metaplásicas, aumento de células inflamatorias (sobre todo células dendríticas), aumento de la apoptosis celular (Brignole F, 1998) y activación inflamatoria de células epiteliales. Este fenómeno inmunoinflamatorio puede ser reconocido por la expresión de marcadores característicos, como la presencia de moléculas de la familia de los receptores TNF-α. Con todo, la expresión de antígenos del complejo mayor de histocompatibilidad HLA DR clase II parece ser el factor más relevante en la evaluación de la existencia y gravedad de inflamación de la superficie ocular. Presenta una alta sensibilidad, dependiendo del grado de reacción inflamatoria. Su expresión esta normalmente restringida a células inmunes, pero se incrementa de forma muy acusada por la células epiteliales en cuadros inflamatorios inmunomediados (Pisella PJ, 2000).

Son tres los campos de la superficie ocular donde más utilidad ha demostrado la citometría de flujo. En el ojo seco se ha evidenciado la existencia de inflamación, como ya hemos señalado (Stern ME, 1998). Una vez demostrada tal inflamación por citometría de flujo (Brignole F,

2000), no parece existir indicación de su uso para confirmar la existencia de ojo seco. Sin embargo, es una herramienta muy útil para evaluar de manera objetiva la respuesta a diversos tratamientos. Así, se demostró la utilidad del tratamiento con CyA en el tratamiento del ojo seco, asociado o no a Sjögren (Brignole F, 2001). En el contexto de la alergia ocular, la citometría de flujo se emplea para el estudio fisiopatológico (Leonardi A, 2006) y para la comparación de la eficacia de distintos colirios antialérgicos (Avunduk AM, 2005). Un campo en el que se emplea cada vez más la citometría de flujo es en la evaluación de la toxicidad inducida por los colirios, bien sea el principio activo o, con más frecuencia, el conservante añadido, en su mayoría cloruro de benzalconio. Varios estudios han confirmado el efecto deletéreo, en forma de aumento de la inflamación, que presenta el cloruro de benzalconio sobre la superficie ocular (Pisella PJ, 2004). El posible riesgo de pautar sustancias tóxicas, aunque sea en pequeñas concentraciones, con finalidad terapéutica, debe ser cuidadosamente evaluado antes de iniciar un tratamiento crónico. La citometría de flujo podría ser una herramienta muy útil para evaluar la seguridad de fármacos oculares en ensayos clínicos o en investigación preclínica (Liang H, 2008).

3. Biopsia

La biopsia conjuntival es una técnica más agresiva que la citología de impresión, pero con importantes ventajas frente a ésta. Proporciona la mejor información sobre la disposición de todas las capas celulares, permitiendo observar el estado de la capa mucínica de la película lagrimal, colaborando al diagnóstico exacto de la enfermedad en pacientes con patologías de superficie ocular, fundamentalmente ojo seco mucodeficiente. También puede emplearse en el diagnóstico de otras patologías, como la sarcoidosis, si se sospecha la existencia de granulomas subconjuntivales (Gambrelle J, 2006), enfermedades de depósito como la amiloidosis (Demirci H, 2006), o enfermedades autoinmunes como el penfigoide de membranas mucosas, en las que se debe realizar una confirmación inmunohistoquímica del diagnóstico antes de iniciar tratamiento, habida cuenta de la historia natural de la enfermedad, de la existencia de un tratamiento eficaz pero potencialmente tóxico y la posible confusión con otras causas de conjuntivitis crónica cicatricial (Foster CS, 2005).

Para su realización se requiere anestesia tópica, obteniendo una muestra de unos 3 mm2. En su procesado de realiza una fijación y estabilización de la fase mucínica de la película lagrimal al epitelio conjuntival en tres fases.

La misma pieza puede emplearse para el estudio óptico y ultraestructural.

La biopsia de glándula lagrimal se reserva para el diagnóstico de confirmación de síndromes autoinmunes, principalmente el síndrome de Sjögren, en el que aparecen aglomerados linfocíticos en el tejido glandular (Vitali C, 1996).

La técnica requiere anestesia tópica seguida de una inyección subconjuntival y supratemporal de lidocaína al 2%. Se prolapsa el lóbulo palpebral de la glándula lagrimal y se abre una incisión a través de la conjuntiva y la cápsula por la que se extirpa un pequeño fragmento de tejido (Rivas L, 1997).

En algunos casos, la obtención de una biopsia puede ser necesaria para confirmar el diagnóstico de algunas patologías de la superficie ocular, como el penfigoide de membranas mucosas.

Printed in Great Britain
by Amazon